Salatglede

Fra enkle favoritter til kreative kombinasjoner

Jason Smith

innhold

Tomater med mynte og basilikum 9

blåbær med grønnsaker 11

Quinoasalat med blåbær og glaserte valnøtter 13

Pastasalat med laks 15

Soppsalat med spinat og romansalat 17

Waldorfsalat med kylling 19

Krydret ruccola og potetsalat 21

Kyllingsaus med avokadosalat 23

Kremet potet dill salat 25

Kyllingsalat med ost og rucolablader 26

Potetsalat med varm paprika 28

Kyllingsalat med couscous 29

Rød potetsalat med kjernemelk 31

Kyllingsalat med honningmelon 33

Egg- og potetsalat med dijonsennep 35

Kyllingsalat med honning og valnøtter 37

Kyllingsalat med druer og majones 39

Kremet potet- og urtesalat 41

Krydret kyllingsalat med rosiner 43

potetsalat med mynte 45

Karri kyllingsalat med blandede grønnsaker 47

Kyllingsalat med valnøtter 49

kyllingsalat med sennep 51

Krydret ingefærpotetsalat 53

Selleri og potetsalat 55

Limekylling med potetsalat 57

Potetsalat med geitost 59

Pico de Gallo - autentisk meksikansk saus 61

Olivenolje og sitronsalatdressing 63

Bønne-, mais- og avokadosalat 64

Sørvestlig pastasalat 65

Stekt rødbetsalat 67

Sprø Kål Ramen Nuddelsalat 69

Spinat og tomatpastasalat 71

waldorf salat 73

Istuaeli salat 74

Kålpastasalat 75

Meksikansk svart bønnesalat 77

Svart bønner og mais salsa 78

Kalkun taco salat 79

regnbuefruktsalat 80

Sunshine fruktsalat 82

Sitrus og svarte bønnesalat 83

Krydret agurk- og løksalat 84

Hagesalat med blåbær og rødbeter 85

Blomkålsalat eller falske poteter 87

Agurk dill salat 88

falsk potetsalat 89

Bonnie's Potet Agurksalat 91

Spinatsalat med røde bær 93

Rørformet salat 94

Salat med basilikumdressing og majones 96

Grillet Cæsarsalat med kniv og gaffel 98

Romersk jordbærsalat I 100

gresk salat 102

Jordbær feta salat 104

kjøttsalat 106

Mandarin og mandelsalat 108

Tropisk salat med ananasvinaigrette 110

California salatskål 112

Klassisk ristet salat 114

spinat og bjørnebærsalat 116

Grønnsakssalat med sveitserost 118

Salt gulrotsalat 120

Syltet grønnsakssalat 122

Fargerik stekt maissalat 124

kremet agurk 126

Marinert tomat-soppsalat 128

bønnesalat 130

Rødbetesalat med hvitløk 132

Syltet mais 133

ertesalat 135

kålrot salat 137

Eple- og avokadosalat 139

Maissalat, bønner, løk 141

Italiensk grønnsakssalat 143

Sjømatpastasalat 145

Grillet grønnsakssalat 147

Deilig sommermaissalat 149

Karamell sprø ertesalat 151

Magisk svart bønnesalat 153

deilig gresk salat 155

Fantastisk thailandsk agurksalat 157

Tomatbasilikumsalat med høyt proteininnhold 159

Rask agurk- og avokadosalat 161

Deilig tomat Orzo Feta salat 163

Engelsk salat med agurk og tomat 165

Bestemors aubergine salat 167

Gulrot, bacon og brokkoli salat 169

Agurk- og tomatsalat med rømme 171

Tortellinisalat med tomatsmak 173

Brokkoli og bacon med majonesdressing 176

Kyllingsalat med agurkkrem 178

Grønnsaker med pepperrotdressing 180

Søt erter og pastasalat 182

fargerik peppersalat 184

Kyllingsalat, tørkede tomater og pinjekjerner med ost 186

Tomat og mozzarella salat 188

krydret zucchinisalat 190

Tomat- og aspargessalat 192

Agurk, løk og tomatsalat 194

Adas Salatas 196

ekorn 198

Bakdoonsiyyeh 200

forårsaker fylt 201

Soler seg 203
Gado Gado 205
Hobak Namul 207
Horiatiki salat 209
Potetsalat 211
Kvashenaya Kapusta med Provence 213
Kylling Waldorf salat 214
Linsesalat med oliven, utmerket og fetaost 216

Tomater med mynte og basilikum

Ingredienser

4 tomater

2 ss. Oliven olje

2 ss. hvitvinseddik

Salt etter smak

pepper etter smak

mynteblader

2 sjalottløk, i skiver

Metode

Skjær først de ferske tomatene i terninger. Ha dem så i en miksebolle til salatene. Tilsett litt salt, litt pepper etter smak og skåret løkløk. Hold dem i 6 minutter. Drypp nå litt hvitvinseddik og litt extra virgin olivenolje. Topp dette nå med fersk mynte. Denne enkle og smakfulle salatretten er klar til ethvert måltid. Dette kan serveres med brødsmuler. Smør med mynteblader og server.

Nyt!

blåbær med grønnsaker

Ingredienser

6 og hakket asparges

1 haug babyspinat

½ kopp tørkede tranebær

En dråpe olivenolje

2 ss. Balsamicoeddik etter smak

2 kopper salatdressing

Klype salt

Svart pepper

Metode

Kutt først den ferske aspargesen og kok til den er myk. Vask den ferske babyspinaten. Nå i en liten bolle, tilsett litt olje, litt salatdressing og balsamicoeddik, og dryss over litt salt og malt svart pepper etter smak.

Bland dem veldig godt. Tilsett nå aspargesen og denne blandingen i en salatskål og bland. Tilsett så de tørkede tranebærene.

Nyt!

Quinoasalat med blåbær og glaserte valnøtter

Ingredienser

2 kopper kokt quinoa

½ kopp tørkede tranebær

5-6 glaserte valnøtter

4 ss olivenolje

4 tomater, hakket

2 ss. persille

2 ss. mynteblader

litt salt

klype svart pepper etter smak

Metode

Legg den kokte quinoaen i en dyp bolle. Tilsett nå de tørkede tranebærene og de glaserte pekannøtter i bollen. Tilsett nå de friske tomatene i terninger, litt fersk persille og mynteblader og drypp over litt olje. Bland dem godt.

Smak nå til med salt og sort pepper. Denne deilige retten er klar.

Nyt!

Pastasalat med laks

Ingredienser

2 stykker kokt laks, kuttet i terninger

1 kopp kokt pasta

2 stilker selleri

½ kopp majones

2 tomater i terninger

2-3 grønne løk, nyhakket

1 kopp rømme

1 rødt eple, i terninger

limesaft fra 1/2 sitron

Metode

Først tar du en dyp bolle og blander kokt laks i terninger, kokt pasta med nyhakket selleri og tomat, terninger av eple og grønn løk. Bland dem godt.

Tilsett nå hjemmelaget majones, fersk rømme og drypp med fersk limejuice fra en halv sitron. Bland dem nå grundig. Det er gjort.

Nyt!

Soppsalat med spinat og romansalat

Ingredienser

1 haug spinat

1 romansalat

4-5 sopp

2 skrellede tomater

2 ss. smør, valgfritt

Salt

svart eller hvit pepper

Metode

Spis fersk spinat og romainesalat. Steking er valgfritt. Det tar bare 7-8 minutter. I mellomtiden hakker du soppen og legger den i en bolle. Tilsett deretter tomatene i soppen. Sett dette i mikrobølgeovnen i ca 2-3 minutter. Bland dem nå med stekt spinat og romansalat. Bland godt og dryss over salt og svart eller hvit pepper.

Nyt!

Waldorfsalat med kylling

Ingredienser

½ kopp hakkede valnøtter

½ kopp sennep og honning

3 kopper kokt kylling, hakket

½ kopp majones

1 kopp røde druer, halvert

1 kopp selleri i terninger

1 galla eple, i terninger

Salt

Pepper

Metode

Ta en grunn panne og stek de hakkede pekannøtter i 7-8 minutter i en forvarmet ovn på 350 grader. Bland nå alle ingrediensene og juster krydderet.

Nyt!

Krydret ruccola og potetsalat

Ingredienser

2 kilo poteter i terninger og kokt

2 kopper ruccola

6 ts ekstra virgin olivenolje

¼ teskje svart pepper

3 hakket sjalottløk

3/8 ts salt

½ ts sherryeddik

1 ts sitronsaft

2 ts sennep, malt stein

1 ts revet sitronskall

Metode

Varm opp 1 ts. olje i en panne og stek sjalottløken til den er gyldenbrun. Ha sjalottløken over i en bolle og bland inn alle de andre ingrediensene unntatt potetene. Bland godt. Dekk nå potetene med dressingen og bland godt.

Nyt!

Kyllingsaus med avokadosalat

Ingredienser

2 ts olivenolje

4 gram tortillachips

2 ts limejuice

1 avokado, hakket

3/8 ts kosher salt

¾ kopp saus, avkjølt

1/8 ts sort pepper

2 kopper kyllingbryst, kokt og strimlet

¼ kopp hakket koriander

Metode

Bland olivenolje, limejuice, sort pepper og salt i en bolle. Tilsett nå hakket koriander og kylling og bland godt. Topp med hakket avokado og salsa. Server salaten på tortillachips for best resultat.

Nyt!

Kremet potet dill salat

Ingredienser

¾ pund poteter, kuttet og kokt

¼ teskje svart pepper

½ engelsk agurk, i terninger

¼ ts kosher salt

2 ts lav-fett rømme

2 ts hakket dill

2 ts yoghurt, fettfri

Metode

Poteter skal kokes til de er myke. Ta en bolle og bland dill, yoghurt, fløte, agurkterninger og sort pepper. Ingrediensene må blandes godt. Tilsett nå de kokte potetterningene og bland godt.

Nyt!

Kyllingsalat med ost og rucolablader

Ingredienser

3 brødskiver, kuttet i terninger

½ kopp parmesanost, revet

3 ts smør, usaltet og smeltet

2 ts hakket persille

5 basilikumblader kuttet i strimler

¼ kopp olivenolje

2 kopper stekt og strimlet kylling

5 gram ruccola blader

3 ts rødvinseddik

Pepper, etter smak

Metode

Varm opp smøret og 2 ts. olivenolje og tilsett brødterningene. Stek brødterningene i forvarmet ovn på 400 grader til de er gyldenbrune. Tilsett resten av ingrediensene med brødterningene og bland godt.

Nyt!

Potetsalat med varm paprika

Ingredienser

2 kilo gule finske poteter, kuttet i terninger

¼ ts hvit pepper

2 ts salt

¼ kopp krem

4 ts sitronsaft

2 kvister dill

2 bunter gressløk

Metode

Kok potetterningene til de er myke og renn av. Bland 3 ts. med sitronsaft til potetene og la stå i 30 minutter. Pisk fløten til den er skummende og bland med de andre ingrediensene. Dekk potetene med blandingen og bland godt.

Nyt

Kyllingsalat med couscous

Ingredienser

1 kopp couscous

7 gram kyllingbryst, kokt

¼ kopp Kalamata oliven, hakket

1 fedd finhakket hvitløk

2 ts hakket persille

¼ teskje svart pepper

1 ts finhakket kapers

1 ts limejuice

2 ts olivenolje

Salt etter smak

Metode

Kok couscousen uten salt og fett etter anvisning på pakken. Skyll den kokte couscousen under kaldt vann. Ta en bolle for å blande ingrediensene bortsett fra kylling og couscous. Tilsett den kokte couscousen og bland godt. Tilsett kyllingen og server umiddelbart.

Nyt!

Rød potetsalat med kjernemelk

Ingredienser

3 pund røde poteter, delt i kvarte

1 fedd finhakket hvitløk

½ kopp rømme

½ ts sort pepper

1 ts kosher salt

1/3 kopp kjernemelk

1 ts hakket dill

¼ kopp hakket persille

2 ts hakket gressløk

Metode

Potetkvartene kokes til de er myke i en nederlandsk ovn. Avkjøl de kokte potetene i 30-40 minutter. Bland rømme med de andre ingrediensene. Fordel dressingen på potetene og bland ingrediensene sammen.

Nyt!

Kyllingsalat med honningmelon

Ingredienser

¼ kopp riseddik

2 ts hakkede og ristede valnøtter

2 ts soyasaus

¼ kopp hakket koriander

2 ts peanøttsmør

2 kopper kyllingbryst, kokt og strimlet

1 ts honning

3 ts grønn løk, i skiver

1 kopp hakket agurk

¾ ts sesamolje

3 kopper cantaloupe, kuttet i strimler

3 kopper cantaloupe, kuttet i strimler

Metode

Bland soyasaus, peanøttsmør, eddik, honning og sesamolje. Tilsett cantaloupe, løk, cantaloupe og agurk og bland godt. Under servering, kle kyllingbrystet med blandingen og koriander.

Nyt!

Egg- og potetsalat med dijonsennep

Ingredienser

4 kilo poteter

¾ teskje pepper

½ kopp selleri, i terninger

½ kopp hakket persille

1 ts dijonsennep

1/3 kopp hakket grønn løk

2 fedd hvitløk, finhakket

1 ts dijonsennep

3 kokte og smuldrede egg

½ kopp krem

1 kopp majones

Metode

Kok potetene til de er myke. Skrell potetene og skjær dem i terninger. Bland poteter, grønn løk, selleri og persille i en bolle. Bland majonesen og de andre ingrediensene i en bolle. Hell denne blandingen over potetene og bland godt.

Nyt!

Kyllingsalat med honning og valnøtter

Ingredienser

4 kopper kokt og hakket kylling

¼ teskje pepper

3 stilker selleri, i terninger

¼ teskje salt

1 kopp tørkede tranebær

1/3 kopp honning

½ kopp valnøtter, hakket og ristet

2 kopper majones

Metode

Kast den malte kyllingen med selleri, tørkede tranebær og valnøtter. I en annen bolle pisk majonesen til den er jevn. Tilsett honning, pepper og salt i majonesen og bland godt. Hell majonesblandingen oppå kyllingblandingen og bland godt slik at ingrediensene blir godt blandet.

Nyt!

Kyllingsalat med druer og majones

Ingredienser

6 kopper hakket og kokt kylling

½ kopp valnøtter

2 ts dijonsennep

2 kopper røde druer, i skiver

½ kopp rømme

2 ts valmuefrø

½ kopp majones

2 kopper hakket selleri

1 ts sitronsaft

Metode

Ta en bolle og sleng kyllingen med majones, sitronsaft, rømme, druer, valmuefrø, dijonsennep og selleri. Tilsett salt og pepper. Dekk bollen og avkjøl til den er kald. Tilsett valnøttene og server umiddelbart.

Nyt!

Kremet potet- og urtesalat

Ingredienser

¾ kopp rømme

1 kopp grønne erter

¼ kopp yoghurt

6 kopper røde poteter, delt i kvarte

1 ts finhakket timian

½ teskje salt

1 ts hakket dill

Metode

Bland fløte, yoghurt, dill, timian og salt i en bolle og oppbevar separat. Kok potetkvartene og ertene i rikelig med vann til de er myke. Tøm overflødig vann. Rør potetene og ertene inn i den tilberedte blandingen. Bland godt slik at ingrediensene blir godt blandet.

Nyt!

Krydret kyllingsalat med rosiner

Ingredienser

¼ kopp majones

3 ts rosiner

1 ts karripulver

1/3 kopp selleri, i terninger

1 kopp sitronkylling, grillet

1 hakket eple

1/8 ts salt

2 ts vann

Metode

Bland karripulver, majones og vann i en bolle. Tilsett sitronkylling, hakkede epler, rosiner, selleri og salt. Bland ingrediensene godt med en slikkepott. Dekk til salaten og avkjøl til den er avkjølt.

Nyt!

potetsalat med mynte

Ingredienser

7 røde poteter

1 kopp erter, frosne og tint

2 ts hvitvinseddik

½ ts sort pepper

2 ts olivenolje

¾ teskje salt

2 ts finhakket sjalottløk

¼ kopp hakkede mynteblader

Metode

Kok potetene i vann i en dyp panne til de er myke. Avkjøl potetene og skjær dem i terninger. Bland eddik, sjalottløk, mynte, olivenolje, salt og sort pepper. Tilsett potetterninger, erter og den tilberedte blandingen. Bland godt og server.

Nyt!

Karri kyllingsalat med blandede grønnsaker

Ingredienser

Kyllingkarri, frossen og tint

10 oz spinatblader

1 ½ kopper hakket selleri

¾ kopp majones

1 ½ kopper grønne druer, halvert

½ kopp hakket rødløk

Metode

Legg den frosne kyllingkarrien i en bolle. Tilsett rødløk, grønne druer, babyspinatblader og selleri til kyllingkarrien. Bland godt. Tilsett nå majonesen og bland godt igjen. Tilsett salt og pepper etter smak.

Nyt!

Kyllingsalat med valnøtter

Ingredienser

1 kopp bulgur

2 vårløk, i skiver

2 kopper kyllingbuljong

3 kopper kokt og hakket kylling

1 eple, kuttet i terninger

3 ts malte valnøtter

¼ kopp olivenolje

2 ts eplecidereddik

1 ts dijonsennep

1 ts brunt sukker

Salt

Metode

Kok opp bulguren med buljongen og la det småkoke på svak varme. La avkjøle i 15 minutter. Rist valnøttene i en panne og legg dem i en bolle til avkjøling. Bland alle ingrediensene godt i en bolle. Juster saltet og server.

Nyt!

kyllingsalat med sennep

Ingredienser

1 kokt egg

¼ teskje svart pepper

¾ pund poteter

¼ ts kosher salt

2 ts lav-fett majones

3 ts hakket rødløk

1 ts yoghurt

1/3 kopp hakket selleri

1 ts sennep

Metode

Skjær potetene i terninger og kok til de er myke. Skjær det kokte egget i biter. Bland alle ingrediensene bortsett fra egg og poteter. Tilsett blandingen til det hakkede egget og potetterningene. Bland godt slik at ingrediensene blir godt blandet. Tilsett salt og pepper etter smak.

Nyt!

Krydret ingefærpotetsalat

Ingredienser

2 kilo røde poteter, kuttet i terninger

2 ts hakket koriander

2 ts riseddik

1/3 kopp grønn løk, i skiver

1 ts sesamolje

1 jalapeñopepper, finhakket

4 ts sitrongress, finhakket

¾ teskje salt

2 ts revet ingefær

Metode

Kok potetene til de er myke. Tøm overflødig vann. Bland de andre ingrediensene godt. Dekk de kokte potetene med blandingen. Bruk en slikkepott, bland ingrediensene.

Nyt!

Selleri og potetsalat

Ingredienser

2 kilo røde poteter, kuttet i terninger

2 gram paprika, i terninger

½ kopp rapsmajones

1/8 ts hvitløkspulver

¼ kopp hakket grønn løk

¼ teskje svart pepper

¼ kopp yoghurt

½ ts sellerifrø

¼ kopp rømme

½ teskje salt

1 teskje sukker

1 ts hvitvinseddik

2 ts tilberedt sennep

Metode

Kok potetterningene til de er myke, tøm deretter av overflødig vann. Avkjøl de kokte potetene i ca 30 minutter. Bland de andre ingrediensene i en bolle. Tilsett potetterningene og bland godt.

Nyt!

Limekylling med potetsalat

Ingredienser

1 pund poteter

1 fedd finhakket hvitløk

2 kopper erter

½ ts sort pepper

2 kopper strimlet kyllingbryst

1 teskje salt

½ kopp hakket rød paprika

1 teskje salt

½ kopp hakket løk

1 ts estragon, finhakket

1 ts limejuice

2 ts olivenolje

1 ts dijonsennep

Metode

Kok poteter, erter og kyllingbryst hver for seg til de er myke. Bland de andre ingrediensene i en bolle. Tilsett nå potetterninger, erter og kyllingbryst i miksebollen. Bruk en slikkepott og bland ingrediensene godt. Server umiddelbart.

Nyt!

Potetsalat med geitost

Ingredienser

2 og et halvt kilo poteter

1 fedd finhakket hvitløk

¼ kopp tørr hvitvin

1 ts dijonsennep

½ teskje salt

2 ts olivenolje

½ ts sort pepper

2 ts estragon, finhakket

1/3 kopp hakket løk

¼ kopp rødvinseddik

½ kopp hakket persille

3 gram geitost

¼ kopp rømme

Metode

Kok potetene i vann til de er myke. Bland poteter, vineddik, pepper og salt i en bolle. La det stå i 15 minutter. Tilsett nå resten av ingrediensene til potetblandingen og bland godt. Server umiddelbart.

Nyt!

Pico de Gallo - autentisk meksikansk saus

Ingredienser:

3 store tomater i terninger, stekt

1 middels rødløk finhakket

¼ haug koriander, bruk mer eller mindre etter smak

valgfrie ingredienser

½ agurk, skrelt og i terninger

Sitronsaft fra ½ sitron

½ ts finhakket hvitløk

Salt etter smak

2 jalapeños, eller mer hvis du liker det krydret

1 terning skrelt avokado

Metode

Kombiner alle ingrediensene i en stor miksebolle og bland godt. Server umiddelbart.

Nyt!

Olivenolje og sitronsalatdressing

Ingredienser:

8 fedd hakket hvitløk

½ ts sort pepper

1 kopp ferskpresset sitronsaft

2 ts salt

½ kopp ekstra virgin olivenolje

Metode

Ha alle ingrediensene i en blender og kjør til alle ingrediensene er blandet. Denne dressingen må oppbevares i en lufttett beholder og brukes snart, ellers vil sitronsaften i den syrne dressingen.

Nyt!

Bønne-, mais- og avokadosalat

Ingredienser:

1 boks svarte bønner, avrent

1 boks gul søtmais, hermetisert, drenert

2 ss. grønn sitronsaft

1 ts olivenolje

4 ss koriander

5 kopper hakket rå løk

1 avokado

1 moden rød tomat

Metode

Ha alle ingrediensene i en stor miksebolle og bland forsiktig. Server umiddelbart eller kaldt.

Nyt!

Sørvestlig pastasalat

Ingredienser:

1-8 gram liten fullkornspasta

15 gram mais

15 gram svarte bønner

1 kopp saus, hvilken som helst type

1 kopp revet cheddarost

1 kopp grønn paprika i terninger, paprika

Metode

Tilbered deigen etter instruksjonene på pakken. Tøm, skyll og legg i en stor bolle. Væskene fra hermetisk mais og svarte bønner fanges opp og dreneres. Bland alle ingrediensene med den kokte pastaen i en stor bolle. Tilsett en liten mengde reservert hermetikkvæske om nødvendig. Server umiddelbart.

Nyt!

Stekt rødbetsalat

Ingredienser:

6 gulrøtter, 1/2 kilo

3 ss olivenolje

Nykvernet sort pepper

1 ½ ss. Estragon eller sherryeddik

1 spiseskje. timianblader

4 kopper blandede salatblader

½ kopp smuldret fetaost

1 spiseskje. Mynte

Metode

Forvarm først ovnen til 375 grader. Legg rødbetene i en grunn, dekket ildfast form. Tilsett nok vann til å heve platen 1/2 tomme. Dekk til rødbetene og stek i en time eller til rødbetene lett kan stikkes hull med en skrellekniv. Ta rødbetene ut av ovnen. Kombiner eddik og hakkede urter i en middels bolle. Skjær de kokte rødbetene i 1/2-tommers terninger og hell dressingen over dem. Dryss over fetaost og server umiddelbart.

Nyt!

Sprø Kål Ramen Nuddelsalat

Ingredienser:

3 ss olivenolje

3 ss eddik

2 ss. Sukker eller sukkererstatning

½ pakke ramen nudler krydder

¼ teskje pepper

1 spiseskje. Soyasaus med lite natrium

Ingredienser til salaten:

1 lite hode med rød eller grønn kål

2 finhakkede grønne løk, hakket

1 skrelt og revet gulrot

1 pakke revet ramennudler

Metode

Forbered dressingen ved å blande ingrediensene i en stor salatskål. Rør for å løse opp sukkeret. Tilsett de tre første ingrediensene til salaten i en bolle og bland godt. Tilsett den strimlede ramen og bland godt. Hell over dressingen og server umiddelbart.

Nyt!

Spinat og tomatpastasalat

Ingredienser:

8 oz. Liten pasta eller orzo

8 oz. smuldret fetaost

16 oz. drue tomater

4 kopper babyspinat

2 ss. drenerte kapers

¼ teskje svart pepper

2 ss. Revet parmesanost

Metode

Kok pastaen som beskrevet på pakken til den er al dente, til den er stiv. Når pastaen er kokt; ringle over tomatene for å blanchere dem raskt. Mens pastaen koker legger du spinat, fetaost og kapers i en stor bolle. Bland tomatene og pastaen med spinatblandingen. Før du tømmer pastaen, tilsett pastaen i proporsjon for å bringe den sammen. Krydre til slutt med sort pepper og pynt med revet ost. Server umiddelbart.

Nyt!

waldorf salat

Ingredienser:

4 mellomstore epler, i terninger

1/3 kopp hakkede valnøtter

1/3 kopp rosiner

½ kopp vanlig, lav-fett gresk eller vanlig yoghurt

3 stilker finhakket selleri

Metode

Ha alle ingrediensene i en stor bolle og bland godt til alle ingrediensene er blandet. Sett i kjøleskap over natten og server kaldt.

Nyt!

Istuaeli salat

Ingredienser:

1 grønn eller gul paprika, hakket

1 skrelt agurk, hakket

2 ss. Sitronsaft

1 teskje salt

1 ts nykvernet pepper

3 tomater, hakket

3 ss ekstra virgin olivenolje

Metode

Ha alle ingrediensene i en stor bolle og bland godt til alle ingrediensene er blandet. Server umiddelbart, for jo lenger denne salaten sitter, jo mer rennende blir den.

Nyt!

Kålpastasalat

Ingredienser:

3 ss olivenolje 3 ss. Eddik 2 ss. ½ pakke med sukkerholdige ramennudler

¼ teskje pepper

1 spiseskje. Soyasaus med lite natrium

1 hode rød- eller grønnkål

2 grønne løk finhakket

1 skrelt gulrot, revet

1 pakke revet ramennudler

Metode

Bland alle ingrediensene i en stor bolle. Rør hele tiden for å løse opp sukkeret. Deretter kombinerer du de tre første ingrediensene i denne salaten og blander godt. Tilsett finhakkede ramennudler. Tilsett deretter resten av ingrediensene og rør rundt flere ganger. Server umiddelbart eller dekk til og avkjøl for å la smakene smelte sammen.

Nyt!

Meksikansk svart bønnesalat

Ingredienser

1 ½ boks kokte svarte bønner

2 modne plommetomater i terninger

3 vårløk, i skiver

1 spiseskje. fersk sitronsaft

2 ss. nykuttet koriander

Salt og nykvernet sort pepper etter smak.

1/3 kopp mais

2 ss. Oliven olje

Metode

Kombiner alle ingrediensene i en middels bolle og bland forsiktig. La salaten hvile i kjøleskapet frem til servering. Serveres kaldt.

Nyt!

Svart bønner og mais salsa

Ingredienser:

1 boks svarte bønner

3 ss nyhakket koriander

1 boks med gul og hvit mais

¼ kopp hakket løk

1 boks med Rootle

Limejuice eller press en lime

Metode

Tøm væsken fra de svarte bønnene, roten og hermetisk mais og bland i en stor bolle. Tilsett koriander og løk og bland godt. Rett før servering presser du inn litt sitronsaft.

Nyt!

Kalkun taco salat

Ingredienser:

2 oz. malt kalkunkjøtt

2/4 kopp cheddarost

1 ½ kopper hakket romansalat

1/8 kopp hakket løk

½ oz. tortilla chips

2 ss. DYPPE

¼ kopp bønner

Metode

Ha alle ingrediensene unntatt tortillachipsene i en stor bolle og bland godt. Rett før servering legger du de ødelagte tortillaene oppå salaten og serverer umiddelbart.

Nyt!

regnbuefruktsalat

Ingredienser

Fruktsalat:

1 stor skrelt mango, i terninger

2 kopper blåbær

2 skiver bananer

2 kopper jordbær

2 kopper frøfrie druer

2 ss. Sitronsaft

1 ½ ss. Honning

2 kopper frøfrie druer

2 nektariner, skrellet, i skiver

1 kiwi, skrelt og skåret i skiver

Honning og appelsinsaus:

1/3 kopp usøtet appelsinjuice

¼ teskje malt ingefær

En klype muskatnøtt

Metode

Ha alle ingrediensene i en stor bolle og bland godt til alle ingrediensene er blandet. Sett i kjøleskap over natten og server kaldt.

Nyt!

Sunshine fruktsalat

Ingredienser:

3 kiwi, hakket

320 oz ananasbiter i juice

215 oz mandariner, drenert, konservert i lett sirup

2 bananer

Metode

Bland alle ingrediensene i en stor miksebolle og sett i kjøleskap i minst 2 timer. Server denne salaten kald.

Nyt!

Sitrus og svarte bønnesalat

Ingredienser:

1 grapefrukt, skrelt og skåret i skiver

2 appelsiner, skrelt og skjært i skiver

1 16 oz. hermetiske svarte bønner drenert

½ kopp hakket rødløk

½ avokado i skiver

2 ss. Sitronsaft

svart pepper etter smak

Metode

Kombiner alle ingrediensene i en stor miksebolle og server ved romtemperatur.

Nyt!

Krydret agurk- og løksalat

Ingredienser

2 agurker, i tynne skiver

½ ts salt

¼ teskje svart pepper

2 ss. Krystallsukker

1/3 kopp eplecidereddik

1 rødløk, i tynne skiver

1/3 kopp vann

Metode

Anrett agurker og løk vekselvis på en tallerken. Bland de andre ingrediensene i en blender og kjør til en jevn masse. Avkjøl dressingen i noen timer. Rett før servering helles dressingen over agurkene og løkene og serveres umiddelbart.

Nyt!

Hagesalat med blåbær og rødbeter

Ingredienser:

1 hode romainesalat

1 håndfull blåbær

1 unse. smuldret geitost

2 stekte rødbeter

5-6 cherrytomater

¼ kopp hermetisk tunfisk

Salt etter smak

pepper etter smak

Metode

Ha alle ingrediensene i en smurt panne og dekk med aluminiumsfolie. Stek i forvarmet ovn på 250 grader i ca en time. La det avkjøles litt og smak til. Serveres varm.

Nyt!

Blomkålsalat eller falske poteter

Ingredienser

1 blomkålhode, kokt og kuttet i buketter

¼ kopp skummet melk

6 ts Splenda

¾ spiseskje. sitroneddik

5 ss lett majones

2 ts gul sennep

Metode

Bland alle ingrediensene unntatt blomkålen og pisk til en jevn masse. Rett før servering helles den tilberedte dressingen over den kokte blomkålen og serveres varm.

Nyt!

Agurk dill salat

Ingredienser:

1 kopp fettfri vanlig eller fettfri gresk yoghurt

Salt og pepper etter smak

6 kopper agurker, i tynne skiver

½ kopp løk, finskåret

¼ kopp sitronsaft

2 fedd hakket hvitløk

1/8 kopp dill

Metode

Tøm overflødig vann fra yoghurten og la den avkjøles i ca 30 minutter. Bland yoghurten med de andre ingrediensene og bland godt. Sett den i kjøleskapet i en time eller så og server den kald.

Nyt!

falsk potetsalat

Ingredienser

16 ss fettfri majones

5 kopper kokt blomkål kuttet i buketter

¼ kopp gul sennep

¼ kopp hakket selleri

½ kopp skivet agurk

1 spiseskje. gult sennepsfrø

¼ kopp pickles i terninger

½ ts hvitløkspulver

Metode

Ha alle ingrediensene i en stor bolle og bland godt til alle ingrediensene er blandet. Sett i kjøleskap over natten og server kaldt. Du kan til og med bytte ut poteter med blomkål, smaken på retten er like deilig.

Nyt!

Bonnie's Potet Agurksalat

Ingredienser

2-3 kopper nypoteter

1 spiseskje. bøtte med dill

1 spiseskje. Dijon sennep

¼ kopp linolje

4 finhakket vårløk

2 ts hakket dill

¼ teskje pepper

3-4 kopper agurker

¼ teskje salt

Metode

Kombiner alle ingrediensene i en stor bolle og bland godt til alle ingrediensene er blandet rett før servering. Server umiddelbart.

Nyt!

Spinatsalat med røde bær

Ingredienser

½ kopp skivede jordbær

¼ kopp bringebær

¼ kopp Newmans egen lys bringebærnøttdressing

¼ kopp blåbær

¼ kopp hakkede mandler

4 kopper spinat

¼ kopp hakket rødløk

Metode

Ha alle ingrediensene i en stor bolle og bland godt til alle ingrediensene er blandet. Sett i kjøleskap over natten og server kaldt.

Nyt!

Rørformet salat

Ingredienser

1 kopp bulgurhvete

1 finhakket løk

4 vårløk, hakket

Salt og pepper etter smak

2 kopper hakkede bladpersille

¼ kopp sitronsaft

2 kopper kokende vann

2 mellomstore tomater, i terninger

¼ kopp olivenolje

1 kopp hakket mynte

Metode

Kok opp vann i en middels kjele. Ta av varmen, hell i kornetten, dekk med et tett lokk og sett til side i 30 minutter. Tøm overflødig vann. Tilsett de andre ingrediensene og bland godt. Server umiddelbart.

Nyt!

Salat med basilikumdressing og majones

Ingredienser

1/2 pund bacon

½ kopp majones

2 ss. rødvinseddik

¼ kopp finhakket basilikum

1 ts malt svart pepper

1 spiseskje. Rapsolje

1 pund romansalat - skyll, tørk og kutt i små biter

¼ halvliter cherrytomater

Metode

Legg baconet i en stor, dyp panne. Kok på middels varme til den er jevn brun. I en liten bolle, tilsett reservert bacon, majones, basilikum og eddik og bland. Dekk til og oppbevar i romtemperatur. Kast romansalat, bacon, krutonger og tomater i en stor bolle. Hell dressingen over salaten. Delta.

Nyt!

Grillet Cæsarsalat med kniv og gaffel

Ingredienser

1 lang tynn baguette

¼ kopp olivenolje, delt

2 fedd hvitløk, kuttet i to

1 liten tomat

1 romansalat, ytre blader fjernet

Salt og grovkvernet pepper etter smak

1 kopp Caesar salatdressing, eller etter smak

Riv ½ kopp parmesanost

Metode

Forvarm grillen til lav varme og smør den lett. Skjær baguetten til 4 lange skiver, ca 1/2 tomme tykke. Pensle hver kuttside tynt med omtrent halvparten av olivenoljen. Grill baguetteskiver på forvarmet grill til de er litt sprø, 2-3 minutter per side. Gni begge sider av baguetteskivene med snittsiden av hvitløken og snittsiden av tomaten. Pensle de 2 avkuttede sidene av romainesalatkvartene med den resterende olivenoljen. Drypp hver med Cæsardressing.

Nyt!

Romersk jordbærsalat I

Ingredienser:

1 hode romainesalat, skyllet, tørket og hakket

2 bunter spinat, vasket, tørket og hakket

2 halvlitere jordbær i skiver

1 bermudaløk

½ kopp majones

2 ss. hvitvinseddik

1/3 kopp hvitt sukker

¼ kopp melk

2 ss. Valmue

Metode

I en stor salatskål kombinerer du romainesalat, spinat, jordbær og skivet løk. Bland majones, eddik, sukker, melk og valmuefrø i en tett krukke. Rist godt og hell over salaten. Rør til det er jevnt belagt. Server umiddelbart.

Nyt!

gresk salat

Ingredienser:

1 tørket romansalat

6 gram pitted svarte oliven

1 grønn paprika, hakket

1 rødløk i tynne skiver

6 ss olivenolje

1 rød paprika, hakket

2 store tomater, hakket

1 skivet agurk

1 kopp smuldret fetaost

1 ts tørket oregano

1 sitron

Metode

I en stor salatskål kombinerer du romansalat, løk, oliven, paprika, agurk, tomat og ost. Bland olivenolje, sitronsaft, oregano og sort pepper. Hell dressingen over salaten, bland og server.

Nyt!

Jordbær feta salat

Ingredienser

1 kopp hakkede mandler

2 fedd hakket hvitløk

1 ts honning 1 kopp vegetabilsk olje

1 hode romainesalat,

1 ts dijonsennep

¼ kopp bringebæreddik

2 ss. Balsamicoeddik

2 ss. brunt sukker

1 halvliter jordbær, i skiver

1 kopp smuldret fetaost

Metode

Varm oljen i en panne over middels høy varme, kok mandlene, rør ofte, til de er lett ristet. Fjern fra varme. Forbered dressingen ved å blande balsamicoeddik, brunt sukker og vegetabilsk olje i en bolle. Bland sammen mandler, fetaost og romainesalat i en stor bolle. Drypp salaten med dressingen rett før servering.

Nyt!

kjøttsalat

Ingredienser

1 kilo indrefilet av okse

1/3 kopp olivenolje

3 ss rødvinseddik

2 ss. Sitronsaft

1 fedd finhakket hvitløk

½ ts salt

1/8 ts sort pepper

1 ts Worcestershire saus

1 oppskåret gulrot

½ kopp hakket rødløk

¼ kopp skivede fylte grønne pimentoliven

Metode

Forvarm grillen til høy varme. Legg biffen på grillen og stek i 5 minutter på hver side. Fjern fra varmen og la avkjøles. I en liten bolle, visp sammen olivenolje, eddik, sitronsaft, hvitløk, salt, pepper og Worcestershiresaus. Tilsett osten. Etter det, dekk til og avkjøl dressingen. Hell dressingen over biffen rett før servering. Serveres med grillet sprøstekt franskbrød.

Nyt!

Mandarin og mandelsalat

Ingredienser:

1 romansalat

11 gram mandarin appelsiner, drenert

6 grønne løk, i tynne skiver

½ kopp olivenolje 1 ss. hvitt sukker

1 ts knuste røde pepperflak

2 ss. hvitt sukker

½ kopp skivede mandler

¼ kopp rødvinseddik

malt svart pepper etter smak

Metode

I en stor bolle kombinerer du romainesalat, appelsiner og gressløk. Tilsett sukkeret i en kjele og rør til sukkeret begynner å smelte. Rør kontinuerlig. Tilsett mandlene og rør til de er dekket. Legg mandlene på en tallerken og la dem avkjøles. Bland olivenolje, rødvinseddik, en spiseskje. sukker, røde pepperflak og sort pepper i en krukke tett lukket med lokk. Før servering helles salatdressing over salaten til den er dekket. Legg i en bolle og server drysset med sukkermandler. Server umiddelbart.

Nyt!

Tropisk salat med ananasvinaigrette

Ingredienser

6 skiver bacon

¼ kopp ananasjuice

3 ss rødvinseddik

¼ kopp olivenolje

nykvernet sort pepper etter smak

Salt etter smak

10 oz pakke med strimlet romainesalat

1 kopp ananas i terninger

½ kopp hakkede og ristede macadamianøtter

3 grønne løk, hakket

¼ kopp ristet strimlet kokosnøtt

Metode

Legg baconet i en stor, dyp panne. Kok over middels høy varme til jevnt brunet, ca 10 minutter. Hell av og smuldre baconet. Bland ananasjuice, rødvinseddik, olje, pepper og salt i en krukke med lokk. Dekk til å blande godt. Bland de andre ingrediensene og tilsett dressingen. Pynt med ristede kokosflak. Server umiddelbart.

Nyt!

California salatskål

Ingredienser:

1 avokado, skrellet og uthulet

1 spiseskje. Sitronsaft

½ kopp majones

¼ ts varm saus

¼ kopp olivenolje

1 fedd finhakket hvitløk

½ ts salt

1 hode romainesalat

3 gram cheddarost, revet

2 tomater i terninger

2 grønne løk finhakket

¼ pitte grønne oliven

1 kopp grovknust maischips

Metode

I en blender blander du all sitronsaft, avokadoingredienser, majones, olivenolje, peppersaus, hvitløk og salt. Fortsett bearbeidingen til den er jevn. Kombiner cheddarost, romainesalat, tomater og avokado i en stor bolle og hell dressingen rett før servering.

Nyt!

Klassisk ristet salat

Ingredienser:

1 kopp blancherte skivede mandler

2 ss. sesam

1 romansalat, hakket

1 rød salat, hakket

8 oz pakke smuldret fetaost

4 unser skivede svarte oliven

1 kopp cherrytomater, halvert

1 rødløk delt i to og i tynne skiver

6 sopp, i skiver

¼ kopp revet Romano ost

8 oz krukke med italiensk salatdressing

Metode

Varm en stor stekepanne over middels høy varme. Ha mandlene i pannen og kok opp. Når mandlene begynner å avgi en aroma, tilsett sesamfrøene mens du rører ofte. Kok i 1 minutt til eller til frøene er brune. I en stor salatskål, sleng salaten med godt blandede oliven, fetaost, sopp, mandler, tomater, sesamfrø, løk og Romano-ost. Ved servering tilsetter du den italienske dressingen og blander.

Nyt!

spinat og bjørnebærsalat

Ingredienser

3 kopper babyspinat, vasket og drenert

1 halvliter friske bjørnebær

1 halvliter cherrytomater

1 grønn løk i skiver

¼ kopp finhakkede valnøtter

6 gram fetaost, smuldret

½ kopp spiselige blomster

Velg mellom bacondressing eller balsamicoeddik

Metode

Rør inn babyspinat, bjørnebær, cherrytomater, grønn løk og valnøtter.

Tilsett osten og bland igjen. Denne salaten smaker godt; med eller uten salatdressing. Hvis du vil legge til en dressing, bruk ditt valg av bacondressing eller mye balsamicoeddik. Før servering, pynt toppen med en hvilken som helst spiselig blomst.

Nyt!

Grønnsakssalat med sveitserost

Ingredienser

1 kopp grønn løk, i skiver

1 kopp selleri, i skiver

1 kopp grønn paprika

1 kopp pimentfylte oliven

6 kopper hakket salat

1/3 kopp vegetabilsk olje

2 kopper revet sveitserost

2 ss. rødvinseddik

1 spiseskje. Dijon sennep

Salt og pepper etter smak

Metode

Kombiner oliven, løk, selleri og grønn paprika i en salatskål og bland godt.

Bland olje, sennep og eddik i en liten bolle. Smak til dressingen med salt og

pepper. Hell dressingen over grønnsakene. Sett den i kjøleskapet over

natten eller i flere timer. Før servering dekker du tallerkenen med

salatblader. Bland osten med grønnsakene. Anrett salat på toppen av

salaten. Vi legger revet ost på toppen. Server umiddelbart.

Nyt!

Salt gulrotsalat

Ingredienser

2 kilo gulrøtter, skrelt og i tynne skiver diagonalt

½ kopp mandelflak

1/3 kopp tørkede tranebær

2 kopper ruccola

2 fedd hvitløk, finhakket

1 pakke dansk blåmuggost smuldrer

1 spiseskje. sitroneddik

¼ kopp ekstra virgin olivenolje

1 ts honning

1-2 klyper nykvernet sort pepper

Salt etter smak

Metode

Bland gulrøtter, hvitløk og mandler i en bolle. Tilsett litt olivenolje og bland godt. Tilsett salt og pepper etter smak. Overfør blandingen til en bakeplate og stek i en forvarmet ovn ved 400 F eller 200 C i 30 minutter. Ta dem ut når kantene er brune og la dem avkjøles. Ha gulrotblandingen over i en bolle. Tilsett honning, eddik, tyttebær og ost og bland godt. Tilsett ruccola og server umiddelbart.

Nyt!

Syltet grønnsakssalat

Ingredienser

1 boks erter, avrent

1 boks franske grønne bønner, avrent

1 boks hvit mais eller snøre, drenert

1 middels løk, finskåret

¾ kopp finhakket selleri

2 ss. hakket paprika

½ kopp hvitvinseddik

½ kopp vegetabilsk olje

¾ kopp sukker

½ ts pepper ½ ts. Salt

Metode

Ta en stor bolle og bland erter, korn og bønner. Tilsett selleri, løk og paprika og bland godt. Ta en panne. Tilsett alle de andre ingrediensene og kok på lav varme. Rør hele tiden til sukkeret er oppløst. Hell sausen over grønnsaksblandingen. Dekk beholderen med et lokk og sett i kjøleskap over natten. Du kan oppbevare den i kjøleskapet i flere dager. Serveres kaldt.

Nyt!

Fargerik stekt maissalat

Ingredienser

8 friske maisskaller 1 rød paprika i terninger

1 grønn paprika, i terninger

1 rødløk finhakket

1 kopp hakket fersk koriander

½ kopp olivenolje

4 fedd hvitløk knust og deretter finhakket

3 lime

1 ts hvitt sukker

Salt og pepper etter smak

1 spiseskje. varm saus

Metode

Ta en stor kjele og legg maisen i den. Hell vann og bløtlegg maisen i 15 minutter. Fjern silkene fra maisskallet og sett til side. Ta en grill og varm den til høy varme. Legg maisen på grillen og stek i 20 minutter. Snu dem av og til. La avkjøles og kast bladene. Ta en blender, hell olivenolje, sitronsaft og varm saus i den og snurr. Tilsett koriander, hvitløk, sukker, salt og pepper. Bland for å få en jevn blanding. Dryss maisen over. Server umiddelbart.

Nyt!

kremet agurk

Ingredienser

3 agurker, skrelt og i tynne skiver

1 finhakket løk

2 kopper vann

¾ kopp kraftig kremfløte

¼ kopp eplecidereddik

hakket fersk persille, valgfritt

¼ kopp) sukker

½ ts salt

Metode

Tilsett vann og salt agurk og løk, la trekke i minst 1 time. Tøm overflødig vann. Pisk fløte og eddik i en bolle til en jevn masse. Tilsett syltet agurk og løk. Bland godt for å dekke jevnt. Sett den i kjøleskapet i noen timer. Dryss over persille før servering.

Nyt!

Marinert tomat-soppsalat

Ingredienser

12 gram cherrytomater, halvert

1 pakke fersk sopp

2 grønne løk i skiver

¼ kopp balsamicoeddik

1/3 kopp vegetabilsk olje

1 ½ ts. hvitt sukker

½ ts sort pepper

½ ts salt

½ kopp hakket fersk basilikum

Metode

I en bolle blander du balsamicoeddik, olje, pepper, salt og sukker til en jevn masse. Ta en annen stor bolle og bland sammen tomater, løk, sopp og basilikum. Bland godt. Tilsett dressingen og fordel grønnsakene jevnt. Dekk bollen og avkjøl i 3-5 timer. Serveres kaldt.

Nyt!

bønnesalat

Ingredienser

1 boks kidneybønner, skyllet og drenert

1 boks garbanzobønner eller garbanzobønner, skyllet og drenert

1 boks grønne bønner

1 boks bønner, avrent

¼ kopp julienerte grønn paprika

8 grønne løk, i skiver

½ kopp eplecidereddik

¼ kopp rapsolje

¾ kopp sukker

½ ts salt

Metode

Kombiner bønnene i en stor bolle. Tilsett grønn paprika og løk til bønnene. Bland eplecidereddik, sukker, olje og salt i en dekket krukke for å lage en jevn dressing. La sukkeret løse seg helt opp i dressingen. Hell over bønneblandingen og bland godt. Dekk til blandingen og avkjøl over natten.

Nyt!

Rødbetesalat med hvitløk

Ingredienser

6 rødbeter, kokt, skrellet og skåret i skiver

3 ss olivenolje

2 ss. rødvinseddik

2 fedd hvitløk

Salt etter smak

En skive grønn løk, litt til pynt

Metode

Bland alle ingrediensene i en bolle og bland godt. Server umiddelbart.

Nyt!

Syltet mais

Ingredienser

1 kopp frossen mais

2 grønne løk, i tynne skiver

1 spiseskje. hakket grønn pepper

1 salatblad, valgfritt

¼ kopp majones

2 ss. Sitronsaft

¾ ts malt sennep

¼ teskje sukker

1-2 klyper nykvernet pepper

Metode

Bland majonesen med sitronsaft, tørr sennep og sukker i en stor bolle. Pisk til glatt. Tilsett mais, grønn pepper og løk til majonesen. Krydre blandingen med salt og pepper. Dekk til og avkjøl over natten eller minst 4-5 timer. Før servering, kle tallerkenen med salat og legg salaten på toppen.

Nyt!

ertesalat

Ingredienser

8 skiver bacon

1 pakke frosne erter, tint og avrent

½ kopp hakket selleri

½ kopp hakket grønn løk

2/3 kopp rømme

1 kopp hakkede cashewnøtter

Salt og pepper etter smak

Metode

Legg baconet i en stor panne og stek på middels varme til det er brunet på begge sider. Tøm av overflødig olje med et papirhåndkle og smuldre baconet. Legg til side. Kombiner selleri, erter, gressløk og rømme i en middels bolle. Bland godt med milde hender. Tilsett cashewnøtter og bacon i salaten rett før servering. Server umiddelbart.

Nyt!

kålrot salat

Ingredienser

¼ kopp søt rød paprika, hakket

4 kopper skrellet og revet kålrot

¼ kopp grønn løk

¼ kopp majones

1 spiseskje. Eddik

2 ss. Sukker

¼ teskje pepper

¼ teskje salt

Metode

La oss få en bolle. Bland rød paprika, løk og bland. Ta en annen bolle for å lage dressingen. Bland majones, eddik, sukker, salt og pepper og pisk godt. Hell blandingen over grønnsakene og bland godt. Ta kålrabien i en bolle, tilsett denne blandingen til kålrotene og bland godt. Sett grønnsakene i kjøleskapet over natten eller i flere timer. Flere marinader gir mer smak. Serveres kaldt.

Nyt!

Eple- og avokadosalat

Ingredienser

1 pakke babygrønt

¼ kopp hakket rødløk

½ kopp hakkede valnøtter

1/3 kopp smuldret blåmuggost

2 ts revet sitron

1 eple, skrelt, kjernehuset og skåret i skiver

1 avokado, skrellet, pitlet og kuttet i terninger

4 mandarin appelsiner, juice

½ sitron, presset

1 fedd finhakket hvitløk

2 ss. Salt olivenolje etter smak

Metode

Bland babygrønt, valnøtter, rødløk, blåmuggost og sitronskall i en bolle.

Bland blandingen godt. Pisk mandarinjuice, sitronskall, sitronsaft, finhakket hvitløk og olivenolje kraftig. Krydre blandingen med salt. Hell over salaten og bland. Tilsett eplet og avokadoen i bollen og bland rett før servering av salaten.

Nyt!

Maissalat, bønner, løk

Ingredienser

1 boks hel mais, vasket og drenert

1 boks babyerter, vasket og drenert

1 boks grønne bønner, avrent

1 krukke paprika, avrent

1 kopp finhakket selleri

1 løk finhakket

1 grønn paprika finhakket

1 kopp sukker

½ kopp eplecidereddik

½ kopp rapsolje

1 teskje salt

½ ts pepper

Metode

Ta en stor salatskål og bland løk, grønn pepper og selleri. Legg til side. Hell eddik, olje, sukker, salt og pepper i en kjele og kok opp. Fjern fra varmen og la blandingen avkjøles. Dryss over grønnsakene og bland godt for å dekke jevnt. Avkjøl i noen timer eller over natten. Serveres kaldt.

Nyt!

Italiensk grønnsakssalat

Ingredienser

1 boks artisjokkhjerter, avrent og delt i kvarte

5 kopper romansalat, skylt, tørket og hakket

1 rød paprika kuttet i strimler

1 gulrot 1 rødløk, i tynne skiver

¼ kopp svarte oliven

¼ kopp grønne oliven

½ agurk

2 ss. revet romano ost

1 ts hakket fersk timian

½ kopp rapsolje

1/3 kopp estragoneddik

1 spiseskje. hvitt sukker

½ ts tørr sennep

2 fedd hvitløk, finhakket

Metode

Ta en middels beholder med tett lokk. Hell i rapsolje, eddik, tørr sennep, sukker, timian og hvitløk. Dekk til kjelen og rør kraftig for å få en jevn blanding. Ha blandingen over i en bolle og legg artisjokkhjertene inni. Sett i kjøleskapet og mariner over natten. Ta en stor bolle og bland sammen salat, gulrot, rød paprika, rødløk, oliven, agurk og ost. Bland forsiktig. Tilsett salt og pepper for å smake til. Bland med artisjokkene. La det marinere i fire timer. Serveres kaldt.

Nyt!

Sjømatpastasalat

Ingredienser

1 pakke tricolor pasta

3 stilker selleri

1 kilo imitert krabbekjøtt

1 kopp frosne erter

1 kopp majones

½ ss. hvitt sukker

2 ss. hvit eddik

3 ss melk

1 teskje salt

¼ teskje svart pepper

Metode

Kok opp en stor kjele med saltet vann, tilsett pastaen og kok i 10 minutter. Når pastaen har kokt tilsetter du ertene og krabbekjøttet. Bland de andre nevnte ingrediensene i en stor bolle og sett til side en stund. Bland erter, krabbekjøtt og pasta. Server umiddelbart.

Nyt!

Grillet grønnsakssalat

Ingredienser

1 kilo fersk asparges i skiver

2 zucchini, halvert på langs og endene kuttet av

2 gule gresskar

1 stor rødløk, i skiver

2 røde paprika, halvert og med frø

½ kopp ekstra virgin olivenolje

¼ kopp rødvinseddik

1 spiseskje. Dijon sennep

1 fedd finhakket hvitløk

Salt og malt svart pepper etter smak

Metode

Grønnsakene varmes opp og stekes i 15 minutter, tas deretter ut av grillen og kuttes i små terninger. Tilsett resten av ingrediensene og bland salaten slik at alle krydderne blir godt blandet. Server umiddelbart.

Nyt!

Deilig sommermaissalat

Ingredienser

6 aks skrellet og helt rene

3 store tomater, hakket

1 stor løk finhakket

¼ kopp hakket fersk basilikum

¼ kopp olivenolje

2 ss. hvit eddik

Salt pepper

Metode

Ta en stor kjele, hell vann og salt og kok opp. Kok maisen i kokende vann, og tilsett deretter alle ingrediensene som er oppført. Bland blandingen godt og avkjøl. Serveres kaldt.

Nyt!!

Karamell sprø ertesalat

Ingredienser

8 skiver bacon

1 pakke frysetørkede erter

½ kopp hakket selleri

½ kopp hakket grønn løk

2/3 kopp rømme

1 kopp hakkede cashewnøtter

Tilsett salt og pepper etter smak

Metode

Stek baconet i en panne på middels varme til det er brunt. Bland alle de andre ingrediensene unntatt cashewnøtter i en bolle. Til slutt legger du bacon og cashewnøtter på toppen av blandingen. Bland godt og server umiddelbart.

Nyt!

Magisk svart bønnesalat

Ingredienser

1 boks svarte bønner, skyllet og drenert

2 bokser med tørre maiskjerner

8 grønne løk, finhakket

2 jalapenopepper, hakket og frøsådd

1 grønn paprika, hakket

1 avokado, skrellet, pitlet og kuttet i terninger.

1 krukke paprika

3 tomater, uthulet og hakket

1 kopp hakket fersk koriander

Saft av 1 lime

½ kopp italiensk salatdressing

½ teskje hvitløksalt

Metode

Ta en stor bolle og ha alle ingrediensene i den. Rør godt for å blande godt.

Server umiddelbart.

Nyt!

deilig gresk salat

Ingredienser

3 store modne tomater, hakket

2 agurker, skrelt og hakket

1 liten rødløk finhakket

¼ kopp olivenolje

4 ts sitronsaft

½ ts tørket oregano

Salt og pepper etter smak

1 kopp smuldret fetaost

6 greske sorte oliven, uthulet og skåret i skiver

Metode

Ta en middels bolle, bland tomat, agurk og løk grundig og la det stå i fem minutter. Dryss over olje, sitronsaft, oregano, salt, pepper, fetaost og oliven. Bland og server umiddelbart.

Nyt!!

Fantastisk thailandsk agurksalat

Ingredienser

3 store agurker, skrelt, kuttet i ¼-tommers skiver, frø fjernet

1 spiseskje. Salt

½ kopp hvitt sukker

½ kopp risvineddik

2 jalapenopepper, hakket

¼ kopp hakket koriander

½ kopp hakkede peanøtter

Metode

Kombiner alle ingrediensene i en stor miksebolle og bland godt. Smak til og server kald.

Nyt!

Tomatbasilikumsalat med høyt proteininnhold

Ingredienser

4 store modne tomater i skiver

1 pund oppskåret fersk mozzarellaost

1/3 kopp fersk basilikum

3 ss ekstra virgin olivenolje

fint havsalt

nykvernet sort pepper

Metode

På en tallerken legger du vekselvis tomat- og mozzarellaskiver oppå. Til slutt tilsett litt olivenolje, fint salt og pepper. Server kjølig, drysset med basilikumblader.

Nyt!

Rask agurk- og avokadosalat

Ingredienser

2 mellomstore agurker i terninger

2 avokado i terninger

4 ss hakket fersk koriander

1 fedd finhakket hvitløk

2 ss. hakket grønn løk

¼ teskje salt

Svart pepper

¼ stor sitron

1 lime

Metode

Ta agurk, avokado og koriander og bland godt. Tilsett til slutt pepper, sitron, lime, løk og hvitløk. bland godt Server umiddelbart.

Nyt!

Deilig tomat Orzo Feta salat

Ingredienser

1 kopp rå orzo pasta

¼ kopp pitte grønne oliven

1 kopp fetaost i terninger

3 ss hakket fersk Presley

1 moden tomat, hakket

¼ kopp ekstra virgin olivenolje

¼ kopp sitronsaft

Salt pepper

Metode

Kok orzoen i henhold til produsentens anvisninger. Ta en bolle og bland godt sammen orzo, oliven, persille, dill og tomater. Til slutt tilsett salt og pepper og fetaost på toppen. Server umiddelbart.

Nyt!

Engelsk salat med agurk og tomat

Ingredienser

8 Roma- eller plommetomater

1 engelsk agurk, skrelt og i terninger

1 kopp jicama, skrellet og hakket

1 liten gul paprika

½ kopp rødløk, i terninger

3 ss sitronsaft

3 ss ekstra virgin olivenolje

1 spiseskje. tørket persille

1-2 klyper pepper

Metode

Kombiner tomater, paprika, agurk, jicama og rødløk i en bolle. Bland godt. Hell olivenolje, sitronsaft og dekk til blandingen. Dryss over persille og bland. Smak til med salt og pepper. Server umiddelbart eller kaldt.

Nyt!

Bestemors aubergine salat

Ingredienser

1 aubergine

4 tomater, i terninger

3 hardkokte egg, i terninger

1 løk finhakket

½ kopp fransk salatdressing

½ ts pepper

Salt, til krydder, valgfritt

Metode

Vask auberginen og del den i to på langs. Ta et stekebrett og smør det med olivenolje. Legg auberginene med snittsiden ned i den smurte formen. Stek i 30-40 minutter ved 350 grader. Ta den ut og la den avkjøles. Skrell auberginen. Skjær dem i små terninger. Ta en stor bolle og legg auberginen i den. Tilsett løk, tomat, egg, dressing, pepper og salt. Bland godt. Sett i kjøleskap i minst 1 time og server.

Nyt!

Gulrot, bacon og brokkoli salat

Ingredienser

2 hoder frisk brokkoli, hakket

1/2 pund bacon

1 haug med grønn løk, hakket

½ kopp revne gulrøtter

½ kopp rosiner, valgfritt

1 kopp majones

½ kopp destillert hvit eddik

1-2 klyper pepper

Salt etter smak

Metode

Stek baconet i en stor, dyp panne på middels høy varme. Tøm og smuldre. I en stor bolle kombinerer du brokkoli, grønn løk, gulrøtter og bacon. Tilsett salt og pepper. Bland godt. Ta en liten bolle eller beholder og tilsett majones og eddik og bland. Hell dressingen over grønnsaksblandingen. Dekk grønnsakene med glatte hender. Sett i kjøleskap i minst 1 time og server.

Nyt!

Agurk- og tomatsalat med rømme

Ingredienser

3-4 agurker, skrelles og skjæres i skiver

2 salatblader, til pynt, valgfritt

5-7 skiver tomat,

1 løk, finskåret i ringer

1 spiseskje. hakket gressløk

½ kopp rømme

2 ss. hvit eddik

½ ts dillfrø

¼ teskje pepper

en klype sukker

1 teskje salt

Metode

Legg agurkskivene i en bolle og dryss over salt. Mariner i kjøleskapet i 3-4 timer. Ta ut agurken og vask den. Tøm all væske og ha over i en stor salatskål. Tilsett løken og ha til side. Ta en liten bolle og bland eddik, rømme, gressløk, dillfrø, pepper og sukker. Pisk blandingen og hell den over agurkblandingen. Bland forsiktig. Anrett tallerkenen godt med salat og tomater. Server umiddelbart.

Nyt!

Tortellinisalat med tomatsmak

Ingredienser

1 kilo regnbue tortellini pasta

3 plommetomater delt i to

3 gram hard salami, i terninger

2/3 kopp skivet selleri

¼ kopp skivede sorte oliven

½ kopp rød paprika

1 spiseskje. Rødløk, i terninger

1 spiseskje. Tomatsaus

1 fedd finhakket hvitløk

3 ss rødvinseddik

3 ss balsamicoeddik

2 ts dijonsennep

1 ts honning

1/3 kopp olivenolje

1/3 kopp vegetabilsk olje

¾ kopp revet provoloneost

¼ kopp hakket fersk persille

1 ts hakket fersk rosmarin

1 spiseskje. Sitronsaft

Pepper og salt etter smak

Metode

Kok pastaen etter anvisning på pakken. Hell over kaldt vann og hell av. Legg til side. Grill tomatene på spyd til skinnet er delvis svart. Bearbeid nå tomatene i blenderen. Tilsett tomatpuré, eddik, hvitløk, honning og sennep og bland igjen. Tilsett gradvis olivenolje og vegetabilsk olje og bland til jevn. Tilsett salt og pepper. Bland pastaen med alle grønnsaker, urter, salami og sitronsaft i en bolle. Hell dressingen og bland godt. Delta.

Nyt!

Brokkoli og bacon med majonesdressing

Ingredienser

1 haug brokkoli skåret i buketter

½ liten rødløk, finhakket

1 kopp revet mozzarellaost

8 strimler bacon, kokt og smuldret

½ kopp majones

1 spiseskje. hvitvinseddik

¼ kopp) sukker

Metode

Legg brokkoli, kokt bacon, løk og ost i en stor salatskål. Bland forsiktig med hendene. Dekk til og sett til side. Bland majones, eddik og sukker i en liten bolle. Rør hele tiden til sukkeret smelter og du får en jevn blanding. Hell dressingen over brokkoliblandingen og trekk jevnt. Server umiddelbart.

Nyt!

Kyllingsalat med agurkkrem

Ingredienser

2 bokser kyllingbiter, tappet for juice

1 kopp halverte grønne druer uten frø

½ kopp malte valnøtter eller mandler

½ kopp hakket selleri

1 boks mandarin appelsiner, avrent

¾ kopp kremet agurksalatdressing

Metode

Ta en stor og dyp salatskål. Tilsett kylling, selleri, druer, appelsiner og valg av valnøtter eller mandler. Bland forsiktig. Tilsett agurksalatdressingen. Fordel kylling-grønnsaksblandingen jevnt med den kremete sausen. Server umiddelbart.

Nyt!

Grønnsaker med pepperrotdressing

Ingredienser

¾ kopp blomkålbuketter

¼ kopp agurk

¼ kopp tomater uten frø, hakket

2 ss. skivede reddiker

1 spiseskje. Skiver grønn løk

2 ss. terninger selleri

¼ kopp amerikansk ost i terninger

For påkledning:

2 ss. Majones

1-2 ss sukker

1 spiseskje. tilberedt pepperrot

1/8 ts pepper

¼ teskje salt

Metode

Kombiner blomkål, agurk, tomat, selleri, reddik, grønn løk og ost i en stor bolle. Legg til side. La oss få en liten bolle. Bland majones, sukker og pepperrot til sukkeret smelter og du får en jevn blanding. Hell dressingen over grønnsakene og bland godt. Avkjøl i 1-2 timer. Serveres kaldt.

Nyt!

Søt erter og pastasalat

Ingredienser

1 kopp makaroni

2 kopper frosne erter

3 egg

3 grønne løk, hakket

2 stilker selleri, hakket

¼ kopp ranch salatdressing

1 ts hvitt sukker

2 ts hvitvinseddik

2 søte pickles

1 kopp revet cheddarost

¼ nykvernet sort pepper

Metode

Kok pastaen i kokende vann. Tilsett en klype salt. Når du er klar, skyll under kaldt vann og tøm. Ta en panne og fyll den med kaldt vann. Tilsett egget og kok opp. Fjern fra varmen og dekk til. La eggene ligge i varmt vann i 10-15 minutter. Fjern eggene fra det varme vannet og la dem avkjøles. Skrell av skinnet og skjær i biter. Ta en liten bolle og bland salatdressingen, eddik og sukker. Pisk godt, smak til med salt og nykvernet sort pepper. Bland pasta, egg, grønnsaker og ost. Hell dressingen og bland. Serveres kaldt.

Nyt!

fargerik peppersalat

Ingredienser

1 grønn paprika, krympet

1 søt gul paprika, krympet

1 søt rød paprika, krympet

1 lilla paprika, krympet

1 rødløk, krympet

1/3 kopp eddik

¼ kopp rapsolje

1 spiseskje. Sukker

1 spiseskje. hakket fersk basilikum

¼ teskje salt

en klype pepper

Metode

Ta en stor bolle, bland alle paprikaene og bland godt. Tilsett løken og bland igjen. Ta en annen bolle og bland resten av ingrediensene og bland blandingen kraftig. Hell dressingen over pepper- og løkblandingen. Bland godt for å dekke grønnsakene. Dekk til blandingen og avkjøl over natten. Serveres kaldt.

Nyt!

Kyllingsalat, tørkede tomater og pinjekjerner med ost

Ingredienser

1 brød italiensk brød, kuttet i terninger

8 grillede kyllingstrimler

½ kopp pinjekjerner

1 kopp soltørkede tomater

4 grønne løk, kuttet i 1/2-tommers biter

2 pakker med blandede salatblader

3 ss ekstra virgin olivenolje

½ ts salt

½ ts nykvernet sort pepper

1 ts hvitløkspulver

8 gram fetaost, smuldret

1 kopp balsamicovinaigrette

Metode

Bland det italienske brødet og olivenolje. Smak til med salt, hvitløkspulver og salt. Ordne blandingen i et enkelt lag i en smurt 9x13-tommers panne. Legg på en forvarmet grill og stek til den er brun og ristet. Ta den ut og la den avkjøles. Legg pinjekjernene på en bakepapirkledd stekeplate og legg dem på nederste rille i ovnen og rist dem forsiktig. Hell varmt vann i en liten bolle og bløtlegg de soltørkede tomatene til de er myke. Skjær tomatene i skiver. I en salatskål blander du alle de grønne grønnsakene; tilsett tomater, pinjekjerner, krutonger, grillet kylling, vinaigrette og ost. Bland godt. Delta.

Nyt!

Tomat og mozzarella salat

Ingredienser

¼ kopp rødvinseddik

1 fedd finhakket hvitløk

2/3 kopp olivenolje

1 halvliter cherrytomater halvert

1 ½ kopper delvis skummet mozzarellaost i terninger

¼ kopp hakket løk

3 ss hakket fersk basilikum

pepper etter smak

½ ts salt

Metode

Ta en liten bolle. Tilsett eddik, finhakket hvitløk, salt og pepper og rør til saltet er oppløst. Tilsett oljen og rør blandingen til den er jevn. Tilsett tomater, ost, løk og basilikum i en stor bolle og bland forsiktig med hendene. Tilsett dressingen og bland godt. Dekk til bollen og sett den i kjøleskapet i 1-2 timer. Rør av og til. Serveres kaldt.

Nyt!

krydret zucchinisalat

Ingredienser

1 ½ ss. sesam

¼ kopp kyllingbuljong

3 ss misopasta

2 ss. Soyasaus

1 spiseskje. Riseddik

1 spiseskje. grønn sitronsaft

½ ts Thai chilisaus

2 ts brunt sukker

½ kopp hakket grønn løk

¼ kopp hakket koriander

6 zucchiniboller

2 Nori-plater skåret i tynne skiver

2 ss. sølv mandel

Metode

Ha sesamfrøene i en panne og sett på middels varme. Kok i 5 minutter. Rør kontinuerlig. Stek lett. Kombiner kyllingbuljong, soyasaus, misopasta, riseddik, limejuice, brunt sukker, chilisaus, grønn løk og koriander i en bolle og visp for å kombinere. I en stor salatskål, sleng zucchinien og dressingen slik at den blir jevnt belagt. Dryss toppen av zucchinien med ristede sesamfrø, mandler og nori. Server umiddelbart.

Nyt!

Tomat- og aspargessalat

Ingredienser

1 pund fersk asparges, kuttet i 1-tommers biter

4 tomater skåret i skiver

3 kopper fersk sopp, i skiver

1 grønn paprika, krympet

¼ kopp vegetabilsk olje

2 ss. sitroneddik

1 fedd finhakket hvitløk

1 ts tørket estragon

¼ ts varm saus

¾ teskje salt

¼ teskje pepper

Metode

Ha litt vann i en panne og kok aspargesen sprø, ca 4-5 minutter. Tøm og sett til side. I en stor salatskål blander du soppen med tomater og grønn paprika. Bland alle de andre ingrediensene i en annen bolle. Bland grønnsaksblandingen med dressingen. Bland godt, dekk til og avkjøl i 2-3 timer. Delta.

Nyt!

Agurk, løk og tomatsalat

Ingredienser

2 agurker kuttet i to på langs, kjernet ut og kuttet i skiver

2/3 kopp rødløk, grovhakket

3 tomater, kjernekjernet og grovhakket

½ kopp hakkede friske mynteblader

1/3 kopp rødvinseddik

1 spiseskje. granulert, kalorifritt søtningsmiddel

1 teskje salt

3 ss olivenolje

en klype pepper

Salt etter smak

Metode

Kombiner agurk, granulert søtningsmiddel, eddik og salt i en stor bolle. La det trekke. Den må stå i romtemperatur i minst 1 time for å marinere. Rør blandingen av og til. Tilsett tomater, løk og hakket fersk mynte. Bland godt. Tilsett olje til agurkblandingen. Kast for å belegge jevnt. Tilsett salt og pepper etter smak. Serveres kaldt.

Nyt!

Adas Salatas

(tyrkisk linsesalat)

Ingredienser:

2 kopper linser, renset

4 kopper vann

¼ kopp olivenolje

1 finhakket løk

2-3 fedd hvitløk, i skiver

2 ts malt spisskummen

1-2 sitroner, kun juice

1 haug persille, i skiver

Smak til med salt og pepper

2 tomater skåret i skiver (valgfritt)

2 egg, hardkokte og i terninger (valgfritt)

Svarte oliven, valgfritt

¼ kopp meieri feta, valgfritt, smuldret eller i skiver

Metode

Tilsett bønnene og vannet i en stor kjele og kok opp på middels høy varme. Reduser varmen, dekk til og kok til den er ferdig. Ikke overbak. Tøm og vask med kaldt vann. Varm olivenolje i en panne på middels varme. Tilsett rødløken og fres til den er gjennomsiktig. Tilsett hvitløksfeddene og spisskummen og stek i ytterligere 1-2 minutter. Legg bønnene på en stor tallerken og tilsett rødløk, tomat og egg. Tilsett sitronsaft, persille, stivelse og salt. Server fersk, drysset med ost.

Nyt!

ekorn

Ingredienser:

3 mellomstore auberginer, delt i to på langs

6-8 røde paprika

½ kopp olivenolje

3 ss eddik eller ferskpresset ren appelsinjuice

2-3 fedd hvitløk, i skiver

Smak til med salt og pepper

Metode

Forvarm ovnen til 475 grader F. Legg auberginen med kuttesiden ned på den forsiktig oljede bakeplaten og stek til stilene er svarte og auberginen er gjennomstekt, ca. 20 minutter. Legg på en stor tallerken og la det småkoke under lokk i noen minutter. Legg paprikaen på bakepapiret og stek i ovnen, snu, til skinnet er svart og paprikaen er myk, ca. 20 minutter til. Ha over på en annen tallerken og la det småkoke i noen minutter. Etter at de rensede grønnsakene er avkjølt, fjern fruktkjøttet fra auberginen i en stor tallerken eller blender, og fjern de andre delene. Hakk søt pepper og legg den til auberginen. Mos aubergine og pepper med en potetstapper til den er jevn, men fortsatt litt tykk. Hvis du bruker en mikser, pisk kombinasjonen til ønsket tekstur.

Nyt!

Bakdoonsiyyeh

Ingredienser:

2 bunter italiensk persille, i skiver

¾ kopp tahini

¼ kopp sitronsaft

Salt etter smak

Vann

Metode

Bland tahini, ferskpresset appelsinjuice og salt til en jevn blanding i en bolle.

Tilsett en ss. eller to vann hvis en tykk saus kan lages. Krydre etter smak.

Tilsett skivet persille og bland. Server umiddelbart.

Nyt!

forårsaker fylt

Ingredienser:

2 kilo gyllen gul Yukon selleri

½ kopp olje

¼ kopp sterk, klar lime- eller appelsinjuice

2-3 gule chili, valgfritt

Smak til med salt og pepper

2 kopper fylling

2-3 hardkokte egg, i skiver

6-8 utkårede sorte oliven

Metode:

Legg sellerien i en stor kjele med saltet vann. Kok opp og kok sellerien til den er myk. Stå til side. Knus sellerien til en fyldigere puré eller knus den jevn med en potetstapper. Bland oljen, oljeforsterkeren (hvis du bruker), kalsiummineral eller ferskpresset ren appelsinjuice og salt etter smak. Kle en lasagneform. Fordel 50 % av sellerien på bunnen av platen og jevn ut. Fordel ønsket fyll tilsvarende på sellerien. Fordel gjenværende selleri jevnt over fyllet. Legg et serveringsfat opp ned oppå treningsfatet. Med begge hender snur du platen og platen slik at årsaken faller på platen. Pynt dekorativt med det hardkokte egget og oliven, og med krydder etter smak.

Nyt!

Soler seg

Ingredienser:

½ kålhode

1 gulrot, skrelt og revet

1 kopp bønner

4 kopper kokende vann

3 finhakkede vårløk

½ kopp hvit eplecidereddik

½ kopp vann

1 jalapeno eller serrano pepper booster

½ ts salt

Metode

Anrett grønnsakene og bønnene på en stor varmebestandig tallerken. Tilsett kokende vann i kjelen for å dekke grønnsakene og bønnene og la stå i ca 5 minutter. Sil i en sil for å presse ut så mye væske som mulig. Ha grønnsakene og bønnene tilbake på tallerkenen og bland med de andre ingrediensene. La den stå i kjøleskapet noen timer. Serveres kaldt.

Nyt!

Gado Gado

Ingredienser

1 kopp kokte grønne bønner

2 gulrøtter, skrellet og skåret i skiver

1 kopp grønne bønner, kuttet i 2-tommers biter, dampet

2 poteter, skrelt, kokt og skåret i skiver

2 kopper romansalat

1 agurk, skrelt, kuttet i ringer

2-3 tomater skåret i skiver

2-3 hardkokte egg, kuttet i terninger

10-12 Krupuk, rekekjeks

Peanøttsaus

Metode

Bland alle ingrediensene unntatt romansalaten og bland godt. Salaten serveres på en seng av romansalat.

Nyt!

Hobak Namul

Ingredienser

3 zucchini eller squash, knust og kuttet i halvmåner

2-3 fedd hakket hvitløk

1 teskje sukker

Salt

3 ss soyasaus

2 ss. Ristet sesamolje

Metode

La en kjele med vann dampe over middels høy varme. Tilsett de hakkede bitene og stek i ca 1 minutt. Tøm og vask med kaldt vann. Tøm igjen. Kombiner alle ingrediensene og bland godt. Server varm med et utvalg japanske tilbehør og et hovedmåltid.

Nyt!

Horiatiki salat

Ingredienser

3-4 tomater, kjernehus og hakket

1 agurk, skrelt, kjernehus og hakket

1 rødløk i skiver

½ kopp Kalamata oliven

½ kopp fetaost, hakket eller smuldret

½ kopp olivenolje

¼ kopp eplecidereddik

1-2 fedd hakket hvitløk

1 ts oregano

Tilsett salt og krydder etter smak

Metode

Kombiner de friske grønnsakene, oliven og meieriprodukter i en stor ikke-reaktiv bolle. Bland olivenolje, eplecidereddik, hvitløksfedd, oregano i en annen beholder, smak til med salt og pepper. Hell dressingen på tallerkenen med de friske grønnsakene og bland. La marinere i en halvtime og server lun.

Nyt!

Potetsalat

(tysk potetsalat)

Ingredienser

2 kilo epler

¾ kopp varmt kjøtt- eller fjærfebuljong

1 finhakket løk

1/3 kopp olje

¼ kopp eddik

2 ss. Brun eller dijonsennep

1 spiseskje. Sukker

Tilsett salt og krydder etter smak

1-2 ss gressløk eller persille, hakket, valgfritt

Metode

Legg eplene i en stor gryte og tilsett nok vann til å dekke dem med en tomme eller to. Sett på middels høy varme og kok opp. Reduser varmen til lav og fortsett å putre til eplene er godt møre og en kniv lett kan gå gjennom dem. Filtrer og la avkjøles. Skjær eplet i kvarte. Kombiner alle ingrediensene og bland godt. Tilpass gryten etter eget ønske og server varm på 70 grader for best smak.

Nyt!

Kvashenaya Kapusta med Provence

Ingredienser

2 kilo surkål

1 eple, kjernet ut og hakket

1-2 gulrøtter, skrelt og revet

4-6 vårløk, hakket

1-2 ss sukker

½ kopp olivenolje

Metode

Tilsett alle ingrediensene i en stor bolle og bland godt. Smak til og server kald.

Nyt!

Kylling Waldorf salat

Ingredienser:

Salt pepper

4 6- til 8 unse benfrie, skinnfrie kyllingbryst, ikke mer enn 1 tomme tykke, veid, trimmet

½ kopp majones

2 ss. sitronsaft

1 ts dijonsennep

½ ts malte fennikelfrø

2 stilker selleri, finhakket

1 finhakket sjalottløk

1 Granny Smith skrelles, kjernekjernes, halveres og kuttes i ¼-tommers biter

1/2 kopp hakkede valnøtter

1 spiseskje. skivet fersk estragon

1 ts skivet fersk timian

Metode

Løs opp 2 ss. salt i 6 kopper kaldt vann i en kjele. Senk fjærfeet i vann. Varm opp kjelen over varmt vann til 170 grader Celsius. Slå av varmen og la den hvile i 15 minutter. Legg fuglene tilbake på en tallerken med papirhåndkle. Avkjøl til fuglene er avkjølt, omtrent en halvtime. Mens fuglene avkjøler, bland majones, sitronsaft, sennep, malt fennikel og ¼ ts. trykk sammen på en stor tallerken. Tørk fuglene med en svamp og kutt i ½ tomme biter. Legg fuglene tilbake på tallerkenen med majoblandingen. Tilsett havregryn, sjalottløk, eplejuice, valnøtter, estragon og timian; bland det sammen. Smak til med forsterkeren og tilsett salt etter smak. Delta.

Nyt!

Linsesalat med oliven, utmerket og fetaost

Ingredienser:

1 kopp kidneybønner, skrellet og skylt

Salt pepper

6 kopper vann

2 kopper lavnatrium kyllingbuljong

5 fedd hvitløk, lett hakket og skrellet

1 laurbærblad

5 ss ekstra virgin olivenolje

3 ss hvitvinseddik

½ kopp tykke skiver Kalamata oliven

½ kopp fersk Flotte resultater, hakket

1 stor hakket sjalottløk

¼ kopp smuldret fetaost

Metode

Bløtlegg bønnene i 4 kopper varmt vann med 1 ts. salt i den. Tøm godt.

Bland bønnene, gjenværende vann, buljong, hvitløk, laurbærblader og salt i en kjele og kok til bønnene er møre. Hell av og kast hvitløken og laurbærbladet. Bland de andre ingrediensene i en bolle og bland godt. Smør med fetaost og server.

Nyt!

www.ingramcontent.com/pod-product-compliance
Lightning Source LLC
Chambersburg PA
CBHW070422120526
44590CB00014B/1499